CONTRIBUTION A L'ÉTUDE

DE LA

DIPHTHÉRIE DES VOIES AÉRIENNES

CHEZ LES ENFANTS

PAR

Marcel HYBRE,
Docteur en médecine de la Faculté de Paris,
Interne en médecine et en chirurgie des hôpitaux de Paris,
(Médailles de bronze de l'Assistance publique : externat 71, internat 75).

PARIS
A. PARENT, IMPRIMEUR DE LA FACULTÉ DE MÉDECINE
Rue Monsieur-le-Prince, 29-31

1875

CONTRIBUTION A L'ÉTUDE

DE LA

DIPHTHÉRIE DES VOIES AÉRIENNES

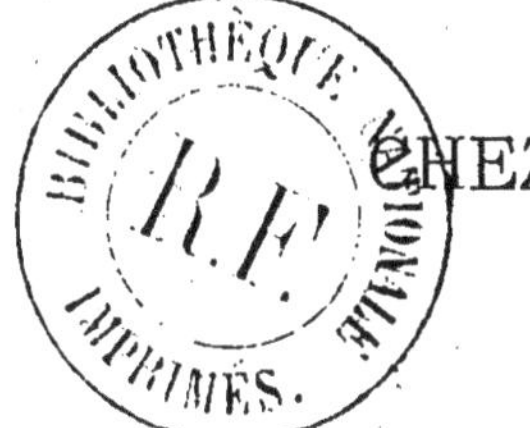

CHEZ LES ENFANTS

PAR

Marcel HYBRE,

Docteur en médecine de la Faculté de Paris,
Interne en médecine et en chirurgie des hôpitaux de Paris,
(Médailles de bronze de l'Assistance publique : externat 71, internat 75).

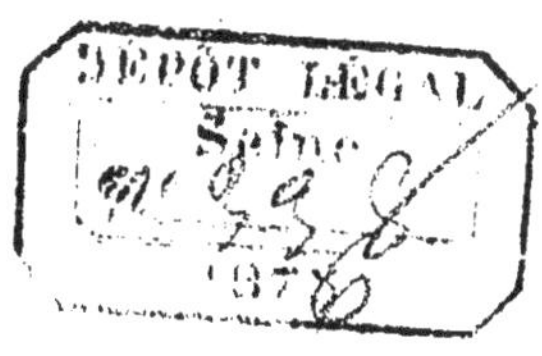

PARIS
A. PARENT, IMPRIMEUR DE LA FACULTÉ DE MÉDECINE
RUE MONSIEUR-LE-PRINCE 29 ET 31

1875

CONTRIBUTION À L'ÉTUDE

DE LA

DIPHTHÉRIE DES VOIES AÉRIENNES

CHEZ LES ENFANTS

INTRODUCTION

On sait que cliniquement la diphthérie peut se présenter sous des aspects bien différents selon les malades et selon les diverses circonstances au milieu desquelles elle a pris naissance ; il fallait donc pour faciliter son étude établir des points de repère.

Se plaçant à ce point de vue, Trousseau, lui, a considéré trois formes principales; ce sont les formes : simple, infectieuse, toxique; entre ces divisions peuvent se placer plusieurs variétés cliniques intermédiaires. M. Barthez a proposé d'ajouter une quatrième forme, la forme chronique.

Voici ce que disent à ce propos MM. Lorain et Lépine dans leur article *Diphthérie* du Dictionnaire de médecine et de chirurgie pratiques : « E. Barthez (Bulletins de la Société médicale des hôpitaux, 1858) a proposé d'admettre une quatrième forme (forme chronique), dans laquelle on voit les fausses membranes persister des semaines entières, et se reproduire avec une extrême tenacité; il n'en rapporte qu'une seule observation, les exemples en sont d'ailleurs excessivement rares. »

Pendant notre séjour à l'hôpital Sainte-Eugénie, dans le service de notre excellent maître M. Cadet de Gassicourt, nous avons été à même d'observer de nombreux cas de diphthérie; deux d'entre eux ont particulièrement frappé notre attention et nous ont paru devoir être rangés dans cette quatrième forme.

Nous aurions voulu borner là notre étude; mais pour l'entreprendre, les éléments font défaut. Les quelques recherches qu'on a bien voulu faire pour nous dans les publications anglaises, celles que nous avons faites dans les auteurs français ainsi que dans les Recueils d'observations de MM. Bergeron et Cadet de Gassicourt, sont restées infructueuses.

Nous avons réuni dans ce court travail plusieurs faits de diphthérie des voies aériennes à marche lente, que nous rangerons sous deux chefs :

La première variété constituera la marche lente apyrétique (forme chronique de M. Barthez);

La seconde, la marche lente pyrétique.

Nous ne saurions terminer cette introduction sans remercier MM. Bergeron et Cadet de Gassicourt, pour l'obligeance avec laquelle ils ont bien voulu nous communiquer leurs observations.

PREMIÈRE VARIÉTÉ

DIPHTHÉRIE A MARCHE LENTE APYRÉTIQUE (chronique de M. Barthez)

L'expression de croup chronique n'est sans doute pas nouvelle : il en est question dans bon nombre de traités ou articles déjà anciens, écrits sur la matière. Royer-Collard (1) faisait remarquer en 1813 qu'il fallait distinguer les croups diphthéritiques, de ceux qui ne l'étaient point, bien que, caractérisés anatomiquement par un exsudat couenneux. Guersant (2) discute les observations de Jurine et fait remarquer que, à l'autopsie de l'une d'elles, on a trouvé la muqueuse du conduit layngo-trachéal recouverte d'un mucus épais ; de fausses membranes, point. MM. Rilliet et Barthez, dans la deuxième édition de leur Traité, nous disent que les faits qualifiés de croups chroniques consistent, soit en altérations de la voix consécutives à la diphthérie laryngée, soit dans la production de fausses membranes non diphthéritiques. M. Empis (3), dans la relation qu'il donne d'une épidémie observée à l'hôpital Necker en 1848, parle d'un enfant chez lequel l'affection aurait duré vingt-sept jours et se serait heureusement terminée ; mais l'observation n'étant point rapportée, nous n'avons aucun renseignement sur la marche.

La science répudie formellement les prétendus croups chroniques ou intermittents, dit M. J. Simon ;

(1) Dict. des sc. médicales, 1813.

(2) Dict. en 30 vol., articles Diphth. et Croup.

(3) Arch. gén. de médecine, 1850, 4e série, T. XXII.

selon nous, c'est aller un peu trop loin; de ce que ces faits sont excessivement rares, nous ne pensons point qu'on doive conclure à leur rejet absolu.

Mais auparavant, rappelons en peu de mots ce qu'il advient le plus communément d'une diphthérie des voies aériennes. Nous ne parlons point de la diphthérie généralisée.

Si l'on ne se trouve pas en temps d'épidémie à caractères déjà bien observés, ou bien s'il ne s'agit point d'une de ces formes malignes d'emblée, caractérisée par un état général des plus graves, donnant lieu à une issue fatale et à courte échéance, il est impossible de rien préjuger, quant à la marche de la maladie. Tantôt, il survient des complications plus ou moins graves sur la valeur desquelles on n'est pas toujours fixé tout d'abord; mais, si celles-ci font défaut, la diphthérie, selon le cas et dans un intervalle de temps variable entre quelques jours et deux semaines environ, pourra se terminer soit par asphyxie (obstacle mécanique, ou intoxication, ou encore mélange des deux), soit par la guérison après avoir présenté des phénomènes généraux à différents degrés d'intensité. Rarement la maladie est lente, apyrétique, la durée longue; dans nos exemples, les symptômes ont été ceux de la diphthérie simple sans intoxication, on chercherait en vain la *caractéristique* ailleurs que dans la marche et la durée; pour l'étudier, nous ne saurions mieux faire que de rapporter tout d'abord les observations qui s'y rattachent, sauf à relever ensuite et commenter les points importants qu'elles comportent.

Obs. I. (M. Barthez) (1).

En 1854, une enfant de 11 ans entre à l'hôpital Sainte-Eugénie au *huitième* jour de la maladie; alors le voile du palais, les amygdales et une partie visible du pharynx étaient couverts de fausses membranes jaunes, épaisses, adhérentes et luisantes comme si un vernis eût été étalé à la surface de ces parties. L'extinction de la voix et de la toux, les accès de suffocations, le rejet, après vomissements, de fausses membranes, indiquaient que le larynx et la trachée étaient envahis ; les symptômes généraux étaient peu graves : au bout de quelques jours les accidents laryngés s'amendèrent et la suffocation disparut; mais *sur tous les points où la vue pouvait s'étendre* il était facile de voir la fausse membrane conservant ses mêmes caractères, malgré les divers traitements employés. Il en fut ainsi pendant un mois entier et la guérison se fit graduellement dans le temps où, découragé de mes efforts, j'avais abandonné tout traitement. Au moment de la sortie elle présentait une légère altération du timbre de la voix.

Ce cas observé par M. Barthez est postérieur à la deuxième édition de son Traité ; mais bien que raconté quatre ans plus tard au sein de la Société médicale des hôpitaux, nous soyons privés de son histoire complète, nous croyons néanmoins devoir lui conserver son étiquette.

Remarquons qu'il n'est point fait mention de maladies graves antérieures, ou dans le cours desquelles se serait montrée la diphthérie; qu'il n'est point survenu de complications ; que la fausse membrane a d'abord pris naissance sur le voile du palais pour se propager ensuite ; les symptômes du croup ont été bénins, les phénomènes généraux de peu d'impor-

(1) Bull. Soc. méd. des hôpitaux, 1858.

tance, et cela se comprend d'autant mieux, qu'il n'y a point eu d'opération chirurgicale, toujours accompagnée comme on le sait d'un cortége fébrile. De guerre lasse, M. Barthez fait sortir la petite malade de l'hôpital ; cette enfant se portait bien d'ailleurs, selon son expression, « la fausse membane a fini par disparaître graduellement et par une absorption lente. »

Obs. II. — Croup opéré. Marche lente apyrétique. Ablation définitive de la canule au bout de dix semaines. Guérison.

Lombard (Corneille-Henri), 5 ans, nourri au sein maternel. Sevré à l'âge d'un an. Vacciné. Dentition facile.

Entré le 12 février 1875 à l'hôpital Ste-Eugénie, salle St-Joseph, nº 9, dans le service de M. Cadet de Gassicourt.

Renseignements fournis par la mère. — A l'âge de 3 semaines l'enfant a eu la rougeole; il l'aurait eue (?) une seconde fois à l'âge de 3 ans; à 3 ans 1[2 une bronchite sans gravité. Il y a un mois, plaie à la joue (chute sur une bouteille). Erysipèle consécutif.

Mercredi dernier, 10 février, l'enfant est allé à l'asile comme d'habitude : là il a commencé à tousser rauque; il a été aussitôt reconduit vers sa mère qui lui a administré un vomitif; aucun médecin n'a visité l'enfant, mais comme le mal s'aggravait, sa mère le conduisit à l'hôpital le vendredi 12 février 1875, à 4 h. du soir.

12 Février, soir. — A la visite du soir, tirage très-accusé; le petit malade a eu un accès de suffocation. Respiration obscure sans différence appréciable d'un côté à l'autre. Point de fausses membranes dans la gorge (il ne paraît pas en avoir expulsé avant sa rentrée); point de ganglions sous-maxillaires, la toux et la voix sont rauques, un peu éteintes. P., 140; temp. rect., 38°,4.

Vers 9 heures du soir, comme la voix était devenue plus faible, la respiration plus anxieuse, le tirage plus accentué, le murmure respiratoire à peine perceptible, l'asphyxie plus imminente, la trachéotomie fut décidée et pratiquée. L'opération s'est faite régulièrement, sans accidents. Canule n° 2, point d'expulsion de fausses membranes par la canule.

Le 13, matin. — Nuit très-agitée; ce matin calme relatif; toujours rien à la gorge ni dans les narines; point d'écoulement nasal; point de ganglions. A l'auscultation, point de râles; respiration pure et calme. P., 160; T., 33,1. Soir : le calme est plus marqué. P., 164; T., 38,4.

Le 14, matin. — Nuit calme; bonne alimentation; langue bonne, respiration silencieuse. A l'auscultation, un peu de rudesse aux deux bases seulement. Ablation momentanée de la canule; très-bonne apparencc de la plaie; l'enfant est si calme qu'on le laisse sans canule; mais au bout d'une dizaine de minutes, on est obligé de la remettre; il s'en échappe une quantité notable de muco-pus. Point d'albumine dans les urines. Saccharolé de cubèbe, 14 gr. P., 140; T., 37,5. Soir : P., 138; T., 37, 9.

Le 15. — Depuis une heure l'enfant est sans canule; il respire avec calme; apparence très-belle de la plaie; voix très-basse mais très-distincte; çà et là quelques gros râles ronflants. P., 140; T., 31,8. Soir : l'enfant est très-gai, il est resté toute l'après-midi sans canule. P., 150; T., 39.

Le 16, matin. — Même état général. Excellent appétit, très-bonne alimentation; la canule est enlevée lors de la visite, elle est brillante et humide; belle apparence de la plaie; urines normales. P., 126; T., 37,8. Soir : Canule remise vers 3 h. de l'après-midi, par nécessité : *rejet d'un petit débris pseudo-membraneux* lors de la réintroduction de la canule. P., 144; T., 38,4.

Le 17, matin. — L'amélioration continue; la canule est retirée. P., 124; T. 37,8. — Soir : l'enfant est resté levé toute l'après-midi, il a couru et joué toute la journée avec ses petits camarades, la plaie s'est rétrécie au point de ne pouvoir permettre l'introduction de la canule n° 2; on la remplace par le n° 1. Soir : P., 128; T., 37,6.

Le 18, matin. — Ablation provisoire de la canule; voix distincte et assez forte. P., 126; T., 37,3. Soir : l'enfant est sans canule. P., 128; T., 37,2.

Le 19, matin. — Canule 1 réintroduite hier au soir après la visite, par nécessité; expulsion de deux petits débris pseudo-membraneux de 3 à 4 millimètres carrés. Quelques rhonchus dans la poitrine. P., 124; T., 37,4. Soir : l'enfant est sans canule. P., 128; T., 37,7.

Le 20, matin. — Hier au soir après la visite la canule a été remise par nécessité. Expulsion d'un petit débris. P., 128; T., 37,3. Soir : P., 130; T., 37,6. L'enfant est sans canule.

Le 21, matin. — Rien de particulier. P., 124; T., 37,3. Soir : P., 130; T., 38,3. Pendant la visite des parents, l'enfant a été pris d'un accès de suffocation avec cyanose des extrémités et de la face, en sorte que la canule Bourdillat a dû être introduite sur-le-champ, sans qu'on ait pu prendre le temps de le coucher; la canule Bourdillat a été introduite avec une certaine difficulté (rétrécissement de la plaie), canule n° 1 deux heures après : le reste de la journée a été très-calme.

Le 22, matin. — La nuit aussi a été très-calme. Ce matin, l'enfant est très-gai. La plaie est toujours très-petite et de très-bonne apparence; il s'est écoulé un muco-pus assez abondant. P., 124; T., 37,2. Soir : Dans l'après-midi, nécessité de la canule Bourdillat; canule 1 deux heures après, deux débris pseudo-membraneux. P., 128; T., 37,6.

Le 23, matin. — Canule enlevée depuis une heure : cautérisation de bourgeons charnus avec le nitrate d'argent; nécessité immédiate de la canule Bourdillat. Canule 1 deux heures après : deux petits débris de fausse membrane. P., 124; T., 37,2. Soir : P., 130; T., 37,5.

Les 24-26. — Toujours même état général; même tendance de la plaie à se rétrécir.

Le 27. — Expulsion de deux très-petits débris.

Les 28-1er mars. — Hier et aujourd'hui encore deux petits débris; l'enfant va on ne peut mieux cependant, il est même très-gamin, mais on est obligé de lui laisser sa canule presque en permanence.

Les 2-7. — Dans chacun de ces jours expulsion de petits débris de fausse membrane.

Les 8-13. — Idem.

Les 14-18. — Quelques petits débris rendus; plusieurs quintes de toux; murmure respiratoire un peu ronflant.

Le 19. — Un petit furoncle très-limité à la partie supérieure de la plaie. Expulsion d'un petit débris.

Le 21. — Hier au soir vers sept heures l'enfant a eu une quinte de toux très-forte avec congestion de la face et même un peu de cyanose.

Le 24. — Ce soir à 3 heures, *la canule étant en place*, le petit malade a eu un accès de suffocation avec bruit de soupape et à la suite d'un effort de toux : la canule 1 a été remplacée par le n° 2, une fausse membrane a été expulsée, mais il en est resté une dans la trachée bien certainement plus étendue.

Le 25. — Le calme s'est rétabli, la nuit a été bonne, et l'enfant est aussi calme que les jours précédents. Il s'est toujours très-bien alimenté; le saccharolé de cubèbe a été administré pendant plus d'un mois. — Suppression du cubèbe. Chlorate de potasse à l'intérieur.

Les 26-30. — Rien à noter, à part l'expulsion de petits débris pseudo-membraneux.

Le 31. — Suppression du chlorate de potasse; on le remplace par le benzoate de soude, 0,40.

4 avril. — Avant-hier expulsion d'un débris pseudo-membraneux, ce matin l'enfant est mal à l'aise; il a demandé hier à se coucher; la nuit s'est passée sans sommeil; la respiration est fréquente; la canule sèche, quelques râles muqueux, surtout à droite. — Extrait mou de quinquina 1 gr. dans un julep.

Du 5 au 15. — Durant quatre ou cinq jours, quelques petits débris lors de la réintroduction de la canule.

Le 16-19. — Point de fausses membranes. On met dans la trachée une canule ouverte sur sa convexité de manière à permettre le passage de l'air par les voies naturelles; l'orifice externe de la canule est bouché par un bouchon de liége. Le but proposé est le suivant : d'une part habituer l'enfant à respirer par les voies naturelles; d'autre part, empêcher la cicatrisation de la plaie; si la respiration par les voies naturelles devient par trop difficile, on n'a qu'à déboucher l'orifice externe de la canule; à l'auscultation, un peu de ronflement quand cet orifice est obstrué.

Le 20. — La respiration se faisait mal : on a dû enlever le bouchon; en retirant la canule interne pour la nettoyer, on a ramené en dehors, engagée dans la lumière de sa convexité, une petite masse charnue, pédiculée et sectionnée au niveau du pédicule lors du retrait de la canule; par son volume et sa forme, ce bourgeon peut être comparé à un petit haricot. L'examen histologique a révélé un tissu embryonnaire très-vasculaire; les parois de ces nombreux vaisseaux étaient elles-mêmes ormées de tissu embryonnaire; comme il s'était écoulé un peu de sang, la canule interne n° 2 ordinaire a été remise.

Le 21. — État général toujours excellent; toujours beaucoup de gaîté, la canule interne spéciale a été remise.

Le 24. — Un bourgeon charnu analogue au précédent a été ramené au dehors lors du retrait de la canule.

Le 25. — Encore un bourgeon charnu très-petit; écoulement de sang assez abondant, nécessitant la canule interne ordinaire.

Le 27. — Le soir la canule interne spéciale à été remise. Ce matin en regardant dans l'intérieur de cette canule restée en place, on voit la muqueuse de la trachée qui fait saillie; remise de la canule interne ordinaire.

Le 28. — Pas de fausses membranes depuis quelques jours : *ablation définitive de la canule.*

Le 29. — Pour la première fois l'enfant a passé la nuit sans canule : la respiration a été sifflante pendant la nuit ; ce matin elle l'est à peine; la plaie est cicatrisée.

Depuis lors et à plusieurs semaines d'intervalles, nous avons ou vu l'enfant ou reçu de ses nouvelles ; sa santé est excellente ; il n'a point eu de paralysie.

Cette observation trouve en quelque sorte son pendant dans la suivante :

Obs. III. — Croup opéré. Marche lente apyrérique. Ablation définitive de la canule au bout de deux mois. Guérison.

Chantal (Jean), 5 ans et demi, nourri au sein maternel. Sevré à l'âge de 14 mois, vacciné ; dentition facile.

Entré le 27 février 1875 à l'hôpital Sainte-Eugénie, salle Saint-Joseph, n° 6, service de M. Cadet de Gassicourt.

Maladies antérieures. — Une bronchite et une rougeole sans gravité. Depuis jeudi, 26 février, l'enfant a la toux et la voix rauques, ainsi que du malaise et de la fièvre, mais point d'agitation.

Le lendemain, sa mère essaye de le lever, mais comme il se sentait encore plus mal à l'aise, elle est obligée de le remettre dans son lit. La journée a été assez bonne, la nuit suivante a été très-agitée et marquée par plusieurs accès de suffocation de courte durée.

27 février. L'enfant est reçu d'urgence dans l'après-midi. Cyanose, tirage des plus accusés, respiration très-obscure, trachéotomie ; lors de l'introduction du dilatateur, une fausse membrane très-épaisse est expulsée.

L'enfant est resté somnolent durant une grande partie de la journée. Soir : P. 124 ; t. 38,6.

Le 28. Matin. — La nuit a été très-bonne. Ce matin le petit malade a pris un peu de bouillon et de chocolat ; langue très-blanche, deux selles diarrhéiques ; les amygdales sont tuméfiées, d'un rouge pâle, sons fausses membranes. Un petit ganglion sous-maxillaire à droite. On enlève momentanément la canule ; elle est brillante et jette bien ; la plaie a bon aspect, respiration très-pure. (Chlorate de potasse. Potion de Tood.) P. 140 ; T. 39,2. Soir. L'enfant a une fièvre intense. P. 160 ; T. 40,4.

1er mars. La nuit a été bonne ; l'enfant est calme ; il s'est un peu mieux alimenté que la veille. Langue un peu blanche mais trés-humide. Deux selles liquides. Mauvaise apparence de la plaie; elle est très-sèche ainsi que la canule. La respiration est calme, facile, régulière (24), ample à gauche, un peu plus obscure à droite et mêlée de quelques sibilances; pas de matité. Urines normales. P. 144; T. 38,5. Soir: On a dû remettre la canule au bout de deux heures. P. 152; T. 39,5.

Le 2. — Nuit très-calme; la canule est retirée noire (la plaie n'avait pas été cautérisée la veille). Langue assez bonne, appétit médiocre; plaie toujours sèche; une fausse membrane qui se présentait au niveau de la plaie est retirée à l'aide d'une pince. P. 124; T. 38. Soir: resté deux heures sans canule. P. 124; T. 38,4.

Le 3, matin. — Même calme; la canule est retirée brillante, la plaie est moins sèche; deux débris de fausses membranes. P. 110; T. 38,4. Soir: resté deux heures sans canule. P. 124; T. 38,3. Deux débris membraneux.

Le 4, matin. — Canule un peu noircie. Respiration calme, un peu bruyante à droite. (Même traitement.) Pas d'albumine. P. 120; T. 38. Soir: canule remise le soir; expulsion de deux débris. P. 120; T. 37,8.

Le 5, matin. — La plaie a bon aspect; bourgeons charnus rosés, tendance à la cicatrisation. P. 120; T. 37,6. Soir: Canule remise uue heure après *sous menace d'asphyxie*. Fausses membranes. P. 124; T. 37,8.

Le 6, matin. — Plaie de très-bonne apparence; elle se couvre de bourgeons; cautérisation au crayon de nitrate d'argent; le murmure respiratoire a moins d'amplitude que les jours précédents. P. 120; T. 37,6. Soir: Peu de temps après la visite, la canule a dû être remise *sous menace d'asphyxie*. Rejet de nombreux débris de fausses membranes. P. 140; T. 38.

Le 7, matin. — Nuit précédente assez calme. Ce matin après avoir enlevé la canule, on a dû la réintroduire par nécessité. Rejet de nombreux débris pseudo-membraneux, la plaie est de très-bonne apparence; amplitude encore plus accusée du murmure respiratoire; quelques râles disséminés dans la poitrine sans prédominance d'un côté sur l'autre. P. 120; T. 37,5. Soir : Un peu de fièvre. P. 130; T. 38,2.

Le 8, matin. — Plaie de très-belle apparence, quelques bourgeons charnus réprimés avec le crayon; canule remise au bout d'un quart d'heure ; nombreux débris pseudo-membraneux. P. 118 ; T. 37,4. Soir : P. 120 : T. 37,8.

Le 9. — L'état général demeure toujours excellent. La température est normale, la plaie toujours belle, mais l'enfant ne peut rester sans canule; elle est enlevée pour être nettoyée, puis remise immédiatement.

Les 10-13.— Quelques quintes de toux sans caractère spécial ; rien à l'auscultation. Toujours des fausses membranes.

Les 14-16. — Tendance de la plaie vers une cicatrisation très-rapide; nombreux débris pseudo-membraneux. Continuation de l'emploi de la canule,

Les 17-26. Fausses membranes assez grosses; rien de nouveau d'ailleurs.

Les 27-2 avril. — A plusieurs reprises des débris ont été expulsés. L'appétit est bon, l'état général excellent; les garde-robes sont normales depuis longtemps. Suppression du chlorate de potasse ; il est remplacé par le saccharure de cubèbe, 15 gr.

Le 4 avril. — Plusieurs débris de fausses membranes, un peu de rudesse de la respiration.

Les 5-12. Tous les jours expulsion de quelques débris de grosseur variable, la plaie bourgeonne beaucoup ; un bourgeon en forme de collerette tout autour de l'orifice; cautérisation.

Les 13-18. — Point de fausses membranes.

Le 19. — Rejet d'un petit débris; comme dans le cas précédent, la canule ordinaire est remplacée par la canule spéciale.

Le 20. — La journée d'hier s'est bien passée jusqu'à 3 heures de l'après-midi ; l'enfant a eu un accès de suffocation, on a dû retirer le bouchon ; il a aussitôt rejeté des mucosités en grande abondance, la respiration est devenue plus libre. Deux heures après le premier, nouvel accès de suffocation durant leqnel il a rendu un bourgeon charnu, qu'on a malheureusement jeté ; il était, paraît-il, semblable à celui qu'avait rendu son petit voisin les jours précédents (obs. II) ; il s'en est suivi une hémorrhagie en nappe qui a nécessité la remise de la canule interne n° 2. Ce matin l'enfant est calme ; pas de fausses membrane. Température toujours normale, 37,2.

Les 21-25. — Depuis le 21, la canule spéciale a été remise munie du bouchon ; aujourd'hui un bourgeon charnu a été ramené avec la canule interne. Ecoulement de sang ; canule ordinaire n° 2.

Les 26-28. — Pas de fausses membranes depuis plus d'une semaine ; *la canule est enlevée définitivement.* Le soir, l'enfant respirait avec un sifflement laryngé très-bruyant ; ce sifflement était encore plus prononcé pendant la nuit ; le lendemain, il s'était de beaucoup amendé.

Le 29. — On renvoie l'enfant à ses parents.

Depuis nous avons revu cet enfant à trois semaines d'intervalle, il était entièrement guéri.

Apyrexie d'une part, se montrant au bout de très-peu de temps ; d'autre part, reproduction incessante de la fausse membrane, tels sont dans ces deux observations les deux caractères qui dominent la scène. Chez ces petits garçons, ainsi que dans le cas de M. Barthez, la diphthérie est primitive : chez l'un d'eux, nous croyons même à un croup d'emblée ; chez l'autre, il se peut qu'il y ait eu des fausses membranes dans l'arrière-gorge, nous l'avons trouvée d'un rouge pâle, et il y avait un petit ganglion sous-maxillaire. La période aiguë du début a été de courte durée, l'état général médiocre chez l'un d'eux a été satisfaisant chez l'autre ; mais pendant les semaines suivantes, nous avons vu ces enfants courir et jouer avec leurs petits camarades ; leur gaîté n'a en quelque sorte été troublée que d'une façon tout à fait incidente, le plus souvent par l'apparition de ces accès de suffocation, quelques-uns avec menaces d'asphyxie, accès survenus quelques heures après l'ablation momentanée de la canule pour disparaître lors de sa réintroduction ; ou bien déterminés, la canule restant en place, par une fausse membrane venant obstruer sa lumière. Au bout d'une douzaine de jours, la belle apparence de la plaie venait donner une preuve de plus d'un état général excellent ; on se rappelle sa tendance vers une cicatrisation très-rapide, la rapidité de sa cicatrisation définitive. Le produit pseudo-membraneux n'a point envahi le reste des voies aériennes ; les phénomènes d'auscultation sont restés normaux ou peu s'en faut ; aucune complication ne s'est montrée, et l'albumine a toujours fait défaut dans les urines ; enfin la *fausse membrane* s'est montrée durant des semaines entières, et à plusieurs reprises il nous a été donné de l'examiner en détail. Mais est-ce bien de la diphthérie ? Ne s'agit-il pas au contraire de productions couenneuses diphthéroïdes ? Là est toute la question ; nous allons l'envisager sous le double point de vue clinique et histologique.

En clinique, il est difficile, le plus souvent même impossible, de par la seule inspection d'un produit couenneux, soit sur la gorge, soit sur les muqueuses labiales ou autres, de savoir si cet exsudat est diphthéroïde ou diphthéritique ; les phénomènes généraux peuvent seuls mettre sur la voie du diagnostic ; s'ils sont graves, de nature infectieuse, alors plus de doute, c'est de la diphthérie ; dans le cas contraire, si les phénomènes généraux sont légers, de peu d'importance, on doit rester sur la plus grande réserve, car, dans ce cas, les affections diphthéroïdes ou diphthéritiques se traduisent par des symptômes communs.

Blache et M. Roger (1) n'auraient jamais pu établir le diagnostic d'angine herpétique : par contre, Bretonneau, Blache et M. Roger (2), ont vu l'angine couenneuse et le croup s'accompagner d'herpès labialis ; en fin de compte, on aurait pris des angines herpétiques pour des angines diphthéritiques et réciproquement. Ce sont assurément des arguments très-sérieux, et nous pensons que le plus souvent la question doit rester en litige : mais en temps d'épidémie, il nous semble que, sans être trop téméraire, on peut pencher du côté de la diphthérie. Le génie épidémique tire sa caractéristique de l'ensemble des symptômes observés dans la grande majorité des cas : ceux-ci ne sont pas tous nécessairement pareils ; or, c'est précisément ce qui a eu lieu. A cette époque, l'épidémie était très-meurtrière ; presque tous les enfants succombaient, soit par intoxication, soit à la fois par intoxication et obstacle mécanique (diphthérie bronchique généralisée) ; mais les deux petits garçons dont nous avons rapporté l'histoire n'ont point présenté de phénomènes infectieux, et ils ont guéri. Nous rentrons alors dans la première division de Trousseau, *la forme simple non infectieuse ;* dans l'espèce, c'est une diphthérie laryngo-trachéale sur place, sans tendance à envahir les régions voisines, et sans phénomènes d'intoxication, soit préalable, soit consécutive ; seulement au lieu d'être rapide comme elle est le plus habituellement, la

(1) Peter. Thèse Paris, 59.
(2) Hervieux. Thèse d'agrégation, 1860.

marche est lente ; la durée est longue au lieu d'être courte.

Passons maintenant aux caractères objectifs, physiques et chimiques des produits pseudo-membraneux.

Ces caractères sont à peu près les mêmes pour toutes les fausses membranes ; elles sont plus ou moins épaisses ; leur tissu est plus ou moins dense : les unes sont plus résistantes, les autres plus molles ; leur couleur est d'un blanc grisâtre, d'autres fois d'un blanc laiteux, d'autres fois enfin noirâtre (imbibition sanguine) ; elles durcissent et se contractent sous l'influence des solutions acides, se ramollissent et se désagrègent sous l'influence des solutions alcalines. Quant à leur forme, elle importe peu ; lorsqu'elles tapissent la surface externe d'un conduit, elles représentent son moule.

D'après M. Laboulbène (1) cité par M. Bouchut, la structure des fausses membranes est *assez semblable* ; selon lui, on ne se trouve pas autorisé à faire une distinction, seulement de par l'examen anatomique.

Si l'on examine des préparations par dissociation d'un produit pseudo-membraneux, plongé durant quelque temps dans de l'alcool au tiers, on le trouve formé d'un réticulum fibrineux à fibrilles minces et grêles, de leucocytes, de granulations et de cellules d'épithélium, qui varient selon la région d'où vient la fausse membrane. Cette description est bien faite dans l'ouvrage de M. Laboulbène, et avec figures à l'appui. Mais ce n'est pas tout ; on y trouve aussi des cellules

(1) Laboulbène. Recherches cliniques et anatomiques sur les affections pseudo-membraneuses. Paris, 1871.

d'épithélium, qui ont subi une transformation spéciale.

Les nombreux examens que nous avons faits de fausses membranes diphthéritiques nous ont montré : sur les bords de la préparation où les éléments étaient le plus nettement dissociés, et au milieu de leucocytes, des cellules épithéliales ayant subi la dégénérescence Wagnérienne, *lésion essentielle des muqueuses atteintes de diphthérie* (Cornil et Ranvier).

Ces auteurs décrivent ainsi ces cellules : « Elles ont pris un aspect vitreux et transparent ; elles montrent des prolongements, se colorent très-facilement dans le picro-carminate d'ammoniaque, et se gonflent très-légèrement dans l'acide acétique. »

Les fausses membranes de nos petits malades présentant tous ces caractères nous paraissent devoir être le fait de la diphthérie.

DURÉE, TERMINAISON.

Ainsi qu'il résulte de la lecture de ces faits, la *durée* de la maladie a été de plusieurs semaines (dix semaichez l'un d'eux), la guérison en a été la suite, sans complications ; nous ne pensons point cependant que les enfants chez lesquels la diphthérie revêt cette forme, soient par cela même à l'abri des complications sérieuses auxquelles ils pourraient succomber ; et c'est pour cette raison qu'il est très-prudent, lorsqu'il s'agit d'un hôpital, de soustraire au plus vite les petits malades à l'influence du milieu. Une fièvre éruptive, une diphthérie grave infectieuse succédant à une forme simple, sont toujours à craindre.

DIAGNOSTIC.

Avant d'établir celui de la forme, ce qui ne peut être fait qu'en dernière analyse, il faut d'abord établir le diagnostic de nature de la maladie :

1° L'existence de fausses membranes est constatée; ces fausses membranes sont-elles diphthéritiques? Si la clinique vient à notre aide, si des phénomènes généraux plus ou moins graves viennent à se montrer, alors plus de doutes ; s'ils font défaut, on doit attendre et se tenir sur la réserve, à moins que l'examen anatomique ne permette de conclure.

Dans leur article laryngite pseudo-membraneuse chronique, MM. Rilliet et Barthez considèrent que, au point de vue nosographique, cette affection devrait être rangée dans le cadre des hémorrhagies ; en cela ils abondent dans le sens de Laënnec, pour lequel ces fausses membranes étaient le résultat de la transformation d'un caillot : certainement ces rubans, ces petits cylindres pleins, fibrineux, ne seront jamais pris pour de fausses membranes, soit couenneuses communes, soit diphthéritiques. Nous ne parlerons pas de ces productions plastiques liées à une diathèse ; la confusion nous paraît impossible.

Quant au diagnostic de la forme, il est sûrement établi, de par l'apyrexie et la fausse membrane spécifique.

2° On n'a pu constater la présence de fausses membranes. Dans ce cas-là, on aurait à passer en revue une grande partie de la pathologie du larynx et des bronches, et si la fausse membrane continuait toujours à faire défaut, on ne saurait être affirmatif. Mais il en serait autrement, si, au bout d'un certain temps, aux symptômes observés du côté des voies aériennes venait se joindre le rejet d'une fausse membrane diphthéritique ; il arrive assez souvent qu'un enfant opéré de la trachéotomie, sous menace d'asphyxie, ne rejette des fausses membranes qu'au bout d'un certain nombre de jours, quand toutefois il en rejette ; encore, est-il toujours bon de les examiner et d'en vérifier la nature. Qu'on nous permette à ce sujet une petite digression : M. Cadet de Gassicourt nous pria un jour d'examiner une fausse membrane provenant d'une enfant opérée depuis longtemps de la trachéotomie, et expulsée par la canule. Cette fausse membrane tubulée et bifurquée venait de la trachée et des bronches. Cette fausse membranée tubulée se présentait sous l'aspect d'un exsudat couenneux reposant sur une trame très-mince ; il était très-facile d'enlever par le raclage cette sorte de pulpe ; elle n'était donc pas ferme et résistante comme le sont d'habitude les fausses membranes qui proviennent de cette région. Après examen au microscope, nous avons pu nous assurer que c'était une membrane purulente.

Voilà donc une enfant opérée depuis plusieurs mois qui rend une fausse membrane non diphthéritique : c'est le seul produit plastique que l'on ait constaté ; on peut dire qu'il n'est point diphthéritique, mais a-t-on opéré un croup ?

Traitement. — Le traitement n'est autre que celui

de la diphthérie en général ; emploi des agents thérapeutiques qui s'adressent à la fausse membrane : bonne alimentation, bonne hygiène. — Trachéotomie si besoin est ; mais ici on doit se montrer très-circonspect quant à l'emploi de la canule.

La canule Bourdillat nous a rendu de très-grands services ; nous avons dû abandonner et pour cause, l'emploi de la canule spéciale ouverte sur la convexité ; il est, croyons-nous, d'une excellente pratique de cautériser souvent avec le crayon et jusqu'à l'orifice interne, ces plaies qui tendent vers une cicatrisation rapide ; de cette façon on pourra sinon éviter, du moins entraver le developpement de végétations polypiformes à l'intérieur de la trachée.

SECONDE VARIÉTÉ.

DIPHTHÉRIE A MARCHE LENTE PYRÉTIQUE.

Sans constituer comme la précédente une véritable rareté scientifique, cette variété ne rentre pas dans les cas ordinaires. Nous aurions pu en multipliant nos recherches, adjoindre quelques exemples à ceux que nous donnons, mais nous avons préféré en réduire le nombre, et prendre des cas types.

Elle peut se présenter sous plusieurs aspects. Nous trouvons dans le recueil de M. Bergeron, (année 74) l'histoire d'une petite fille opérée du croup, qui, après avoir présenté des phénomènes généraux sans gravité, sort de l'hôpital une quinzaine de jours après l'opération ; lors de sa sortie sa plaie était cicatrisée. Quatre jours après l'enfant rentra de nouveau, la plaie trachéale s'était spontanément rouverte ; après l'avoir agrandie, on introduisit une canule ; rejet d'un tube pseudo-membraneux bifurqué, et les branches de bifurcation présentaient elles-mêmes des divisions provenant de bronches plus petites ; trois jours après cette enfant mourut. On trouva à l'autopsie une mince couche de fausses membranes étalée sur la muqueuse de la trachée et des bronches de gros calibre ; cette diphthérie était primitive ; bénigne dès le début, elle est devenue grave et a entraîné la mort : c'est la forme maligne succédant à la forme *bénigne* au bout d'un temps assez long.

D'autres fois la maladie se montre dès les premiers jours avec son caractère infectieux, seulement au lieu de se terminer dans un délai variant de quelques jours à deux semaines au plus, elle se termine au bout d'un mois et plus. Le malade qui fait l'objet de l'observation suivante en est une preuve : ici la marche est pyrétique, la courbe thermométrique est très-irrégulière, elle présente des ascensions et des descentes, on chercherait en vain l'explication ailleurs que dans l'état général engendré par la diphthérie elle-même, puisqu'il n'y a point de complications. L'enfant a rendu à diverses reprises, très-irrégulièrement et pendant un mois des productions pseudo-membraneuses ; elle en rendait encore la veille de sa sortie de l'établissement. Nous insistons particulièrement sur ce point, car nous n'établissons la diphthérie qu'autant que nous constatons la fausse membrane, nous gardant ainsi de confondre la maladie elle-même toujours en évolution, avec l'anémie et la cachexie consécutives ; pour le même motif nous nous gardons bien de considérer la diphthérie comme existant encore, lors que chez les enfants opérés de la trachéotomie, la fausse membrane venant à manquer, nous constatons seulement des altérations de la toux ou de la voix, voire même des accès de suffocation avec menaces d'asphyxie.

Obs. IV. (M. Bergeron). Croup opéré. Marche lente pyrétique. Mort dans la cinquième semaine.

Labaris (Alexandrine), 4 ans et demi, entre le 21 juin 1875 à l'hôpital Ste-Eugènie, salle Ste-Mathilde, n° 17, service de M. Bergeron.

Le 21 juin. — L'enfant bien portante jusque-là n'a été prise d'accidents que depuis hier; cependant, depuis huit jours elle était plus souffrante et mangeait difficilement. Vomitif hier et ce matin lors de sa rentrée; point de fausses membranes rendues. Rien à la gorge, point d'engorgement ganglionnaire ni d'empâtement sous-maxillaire; respiration pénible, mais *tirage modéré.* Vomitif à 6 heures du soir, point de soulagement; vers 8 heures 1[2 l'enfant était en état d'asphyxie imminente, et cependant le tirage cervical et abdominal étaient peu accusés relativement. *Apnée* complète. Trachéotomie. Le soulagement a été immédiat. Soir : Même état; l'enfant s'est bien alimenté.

Le 23. P. 136. Canule blanche et humide, expulsion de quelques débris de fausses membranes ; murmure respiratoire masqué par des râles; alimentation suffisante.

Le 24. — P. 132 ; R. 40 ; T. 39,5. Du côté droit au sommet, inspiration plus rude, bruit respiratoire plus intense, mais sans différence de son à la percussion. Moins de râles qu'hier, alimentation moins complète, canule à peine ombrée, elle jette bien : la plaie a bon aspect : chlorate de potasse, 4 gr.

Le 25. — P. 140 ; R. 45 ; T. 40,4. Le matin l'enfant a rendu quelques fausses membranes paraissant venir de la trachée ; beaucoup de muco-pus dans la canule ; elle est plus ombrée qu'hier, l'appétit est diminué. A l'auscultation rien, à gauche un peu de sibilances ; à droite, le son est plus obscur au sommet, ainsi qu'à la base ; l'expansion vésiculaire est moindre qu'à gauche, et dans le tiers supérieur la respiration est soufflante,

Le 26. — P. 124 ; R. 48. La journée a été meilleure, et après l'expulsion de fausses membranes, l'expansion vésiculaire s'est montrée presque égale des deux côtés ; la nuit a été assez calme, la respiration est très-silencieuse. L'enfant, restée hier sans canule, n'a pu rester ce matin qu'une demi-heure. La canule est plus ombrée qu'hier. Le murmure vésiculaire est égal des deux côtés ; au sommet droit, l'obscurité du son est moins accusée, et la rudesse respiratoire beaucoup moindre.

Le 27. — P. 114 ; R 30. Hier au soir la température était à 39,8, elle est ce matin à 38 ; la canule est un peu moins noire qu'hier, nuit calme ; l'appétit s'est un peu réveillé. Respiration très-pure ; l'obscurité du son persiste toujours au sommet droit, mais aux deux sommets la rudesse inspiratoire est égale.

La plaie ne s'est pas rétrécie ; elle est béante et *laisse passer les aliments liquides*. Point d'albumine dans les urines. Chlorate de potasse.

Le 28. P. 116. Toujours un peu de rudesse au sommet droit ; respiration très-pure ailleurs. Canule nette ; l'enfant ne peut s'en passer ; pas d'albumine dans les urines.

Le 30. Hier au soir ascension brusque de la courbe, 39°,8. à l'auscultation, inspiration un peu plus rude à gauche, expiration normale ; à droite, rudesse aux deux temps. Canule nette : les signes de paralysie augmentent, les liquides passent par la plaie. Les ulcérations de la cuisse constatées dès l'entrée mais non signalées dans l'observation, présentent un fond grisâtre et des bords taillés à pic (pansement au chloral).

1er juillet. Malgré l'élévation persistante de la température, la journée a été meilleure ; la toux rare est provoquée par le passage des aliments par la plaie; murmure vésiculaire très-ample, toujours un peu plus rude à droite.—Noix vomique, 0,05.

Le 2. P. 132 : R. 43 : T. 39°,5. L'enfant a vomi hier ses aliments, mais à la fin de quintes provoquées par la paralysie. La résonnance est obscure sous les deux clavicules surtout à droite où l'on entend une respiration soufflante sans râles.

Les 3-4. Quelques ronchus au sommet, à droite; sous la clavicule, respiration toujours un peu soufflante; l'enfant ne peut rester sans canule ; rejet de quelques fausses membranes ; la canule a bon aspect ainsi que la plaie.

Le 5, P. 116 : R. 42. La canule est toujours en place ; toujours un peu de rudesse sous la clavicule droite; les signes de paralysie semblent s'atténuer.

Le 6. Respiration très-pure, à gauche, dans le poumon droit un *bruit de drapeau*. La paralysie n'augmente pas ; pas d'albuminurie.

Le 7. La respiration s'entend très bien ; un peu plus rude à droite et en avant. La paralysie paraît avoir diminué. On supprime le rhum et le chlorate de potasse. Noix vomique, 0,03 cent.

Le 8. P. 104. L'expansion vésiculaire n'est pas très ample ; la lumière de la plaie est oblitérée par la canule que l'on suspend au cou pour tromper l'enfant. Toujours un peu de rudesse au sommet droit; respiration très-calme, pas d'albumine, à peine de paralysie.

Le 9. P. 100. La courbe s'abaisse de nouveau, l'expansion vésiculaire est normale, mais toujours un peu de rudesse au sommet droit ; appétit toujours excellent.

Le 10. P. 114. R. 34. Respiration très-pure; la température, le pouls et la respiration s'élèvent ce matin sans que les signes physiques se soient aggravés. Toujours un peu de rudesse sous la clavicule droite. Appétit excellent.

. . . .

Le 18. L'application de la canule à boule a eu pour résultat de permettre à l'enfant de parler, ce qui démontre que le larynx est perméable à l'air ; la voix est un peu nasonnée.

Le 22. Toujours la canule à boule; hier, l'enfant a été prise de fièvre avec un peu d'accélération de la respiration; pas de bruits anormaux.

Le 23. L'enfant a rejeté hier quelques débris pseudo-membraneux; la température s'est de nouveau élevée entre 38 et 39; ce matin la respiration est courte, la pommette gauche colorée; mais depuis le commencement de la visite, elle a pu rester sans canule. Ronchus des deux côtés de la poitrine. Le pourtour de la plaie est emphysémateux. les bords sont indurés et tout le fond est grisâtre. La langue reste humide. Alcoolature d'aconit, 1 gr.

Le 24. Depuis hier, l'enfant a rejeté de nouveau des fausses membranes en assez grande quantité; Toujours un peu de rudesse au sommet droit avec un peu de submatité.

Le 25. P. 162 : R. 38. Encore des débris pseudo-membraneux; le fond de la plaie est ulcéré grisâtre; les bords sont tuméfiés; l'érythème périphérique ne s'est point étendu, mais il reste très-douloureux à la pression.

A gauche, expansion vésiculaire normale; moindre à droite dans les deux tiers inférieurs, mais dans le tiers supérieur du même côté, submatité, respiration soufflante aux deux temps, et râles disséminés. L'appétit est devenu languissant; l'état général est très-mauvais; cette enfant a été retirée mourante de l'hôpital où elle n'a pas tardé à succomber.

A n'en pas douter, la mort a eu lieu par infection diphthéritique; les signes observés du côté de l'appareil respiratoire étaient de peu d'importance.

Notre collègue Deny nous communique un cas analogue observé chez un adulte.

Obs. V. (Deny). — Angine diphthéritique. Albuminurie. Paralysie du voile du palais. Congestion pulmonaire. Mort au bout de 27 jours.

F... (Marie), 30 ans, entre à l'hôpital Necker, le 10 janvier 1875, salle Sainte-Thérèse, n° 9 (service de M. Laboulbène).

La maladie a débuté le 6 juin 1875, et a probablement été contractée par la femme F... auprès de ses enfants, qui ont tous été atteints d'angine couenneuse depuis près de deux mois. Deux d'entre eux sont maintenant guéris; un autre est mort, et le quatrième a été conduit à l'hôpital des enfants, en même temps que la mère à l'hôpital Necker.

Dès l'entrée de la malade, on constate tous les signes d'une angine diphthéritique; rougeur et gonflement de l'arrière bouche et des amygdales, exsudation couenneuse blanchâtre tapissant la luette, les piliers antérieurs et une partie des amygdales, tuméfaction de la région parotidienne et sous-maxillaire. Pas de fièvre; la température vaginale atteignit pourtant le soir 38°,5 à 38°,6, seulement dans la dernière semaine.

Malgré les attouchements répétés deux fois par jour avec le perchlorure de fer pur, la gorge ne se dépouilla qu'en partie des concrétions blanchâtres qui la recouvraient et celles-ci occupaient encore une partie du voile du palais et de l'amygdale gauche, le 30 janvier, trois jours avant la mort de la malade.

La tuméfaction ganglionnaire, au lieu de diminuer, augmenta et devint le siége de vives douleurs qui firent prévoir l'imminence d'une suppuration confirmée d'ailleurs par l'autopsie.

Rien ne fut observé du côté du cœur pendant toute la durée de la maladie.

Les accidents pulmonaires apparurent le 1er février à une époque où la malade, malgré un traitement essentiellement tonique et réparateur, était plongée dans un état d'anémie et de débilité extrêmes.

Elle succomba le 3 février. La maladie ne s'était pas propagée aux larynx ni aux bronches; dans les quinze derniers jours, on avait observé un écoulement séro-sanguin par les narines, sans qu'on pût constater de fausse membrane.

Dans le cas suivant (obs. VI) la diphthérie était aussi de nature iufectieuse : l'état général et l'état local de la plaie le prouvent assez ; elle s'est terminée par la guérison, ce qui nous montre qu'il ne faut pas absolument désespérer tant que le malade n'en est point arrivé à un état cachectique très-avancé.

D'après le récit de la mère, l'existence d'une rougeole antérieure nous paraît problématique ; il eût été utile cependant d'avoir là dessus des renseignements exacts, car nous savons que la diphthérie secondaire est infiniment plus à redouter que la diphthérie primitive. Remarquons que celle-ci ne s'est point généralisée, et qu'elle a respecté les fosses nasales où comme chacun sait elle prend un grand caractère de malignité.

Ce n'est qu'une vingtaine de jours après l'opération que l'enfant a rendu sa première fausse membrane ; elle était de deux centimètres de long. Dans les dix jours consécutifs, il a également rendu des débris pseudo-membraneux ; lors de sa sortie, il n'en avait point rendu depuis trois jours ; on a constaté en outre un peu d'albumine dans les urines et un peu de nasonnement.

Obs. VI. (M. Bergeron). — Croup opéré. Marche lente fébrile. Guérison deux mois après.

J..... (Victor) 4 ans, entre à la salle Saint-Benjamin le 23 avril 1875.

Le 29. L'enfant aurait eu la rougeole, il y a quinze jours, l'éruption se serait effacée dans les vingt-quatre heures? Depuis cette époque, l'enfant serait resté languissant, conservant toujours la toux rauque qui aurait précédé l'éruption rubéolique. Il y a quatre jours la respiration aurait été difficile ; la voix et la toux seraient devenues éteintes, et après une amélioration passagère, les accidents auraient pris hier matin une gravité extrême. Reçu à l'hôpital hier au soir, à huit heures, il était au commencement de la période asphyxique. Opéré deux heures après; soulagement immédiat après l'opération.

Ce matin excellente physionomie. P. 120. R. 44. respiration très-ample; le pourtour de l'isthme est rosé; point de fausses membranes.

Le 30. La plaie n'a point mauvais aspect; néanmoins, un peu d'induration sur les bords; canule un peu noircie; quelques râles sous-crépitants qui avortent à droite dans la fosse sous-épineuse; partout ailleurs beaucoup d'amplitude. Digitale, 0,15 cent.

1er mai. P. 132. Sans canule depuis vingt minutes, l'enfant respire très-difficilement; l'état général s'est d'ailleurs bien maintenu. Bonne alimentation; la physionomie est bonne; la canule n'est point noircie, elle livre passage à un muco-pus de bonne nature; la plaie est un peu indurée sur les bords; plus de râles; un peu de rudesse dans la fosse sous-épineuse; ailleurs moins d'amplitude qu'à l'état normal.

Le 2. La physionomie de l'enfant est moins bonne, face pâle yeux largement ouverts, respiration très-fréquente, ce qui peut tenir au retrait de la canule depuis vingt minutes à peu près. La canule était cerclée de noir; le liquide qui s'en échappe est un peu visqueux. L'expansion vésiculaire se fait mal; quelques sibilances, râles humides; les bords de la plaie sont moins indurés; un peu d'ulcération à la commissure inférieure. Alimentation suffisante. La digitale est continuée.

Le 3. Ne peut rester sans canule; il est néanmoins assez calme, toux peu fréquente; l'expectoration est un peu plus purulente; teinte noire de l'extrémité inférieure de la canule. Dans la fosse sous-épineuse droite, son un peu obscur, et respiration plus rude que du côté gauche, presque soufflante. Alimentation suffisante.

Le 4. Son obscur et respiration soufflante aux deux sommets; hier au soir dyspnée extrême, phénomènes d'asphyxie commençante. Pot. Tood. La canule est peut-être un peu moins noircie qu'hier. La plaie toujours un peu ulcérée a quelque tendance vers la reparation. P. 140.

Le 3. P. 124. Plaie de très-bonne apparence; elle est rosée et commence à bourgeonner, tache noire à l'extrémité de la canule; suppuration moins diffluente; la respiration reste rude aux deux sommets; dans la fosse sus-épineuse droite, bruit d'expiration très-marqué; ailleurs, le bruit respiratoire est normal.

Le 6. Pas d'albumine dans les urines. P. 128. Le bruit respiratoire est en partie masqué par le bruit trachéal et plus encore par la colonne d'air qui vient se briser sur les bords de la plaie; néanmoins on entend encore un peu de rudesse du bruit respiratoire avec une différence de son à droite; la canule n'est noircie qu'à son extrémité inférieure (ulcération probable de la trachée). La plaie est un peu plus rosée et le travail de réparation continue à se faire.

Le 7. Sans canule depuis deux heures; journée assez bonne; mais hier au soir température excessive, 40°. Nuit très-paisible, tirage continuel. Pas de changements dans la poitrine; la respiration manque d'ampleur, elle est rude au sommet droit. R. 25 : P. 120.

Le 8. R. 40 : P. 88. Malgré la présence de la canule, l'air pénètre très-incomplètement dans les bronches et produit un ronchus vibrant comme si une fausse membrane flottait à l'extrémité inférieure de la canule; celle-ci enlevée, la respiration est toujours plus rude à droite; le ronchus était dû à la présence dans la canule d'un mucus visqueux. La canule plus courte que celle de ces jours derniers, n'était point noircie à son extrémité inférieure.

Le 9. Pour la première fois, l'enfant a passé la nuit sans canule. P. 144. R. 63. Un ronchus général masque le bruit respiratoire que l'on perçoit incomplètement; Suppression de la digitale. Quinquina.

Le 10. P. 116 : R. 39. Hier, avant la fin de la visite, on a dû remettre la canule; à partir de ce moment la respiration est devenue facile le pouls moins fréquent. Nuit très-bonne : bon état général. La respiration est très-pure dans le poumon gauche; moins à droite où l'on entend quelques râles humides à la base. L'appétit s'est relevé.

Le 11. P. 116 : R. 39. La respiration un peu masquée par le ronchus trachéal s'entend assez pure à gauche ; mais à droite si le bruit respiratoire est un peu moins rude au sommet, on entend par contre dans le reste de l'étendue, des râles sous-crépitants hnmides coïncidant avec un peu d'obscurité du son à la base; l'expression du visage est excellente ; œil vif, bonne alimentation

Le 12. P. 132. Râles moins confluents à la partie supérieure du poumon droit. L'enfant s'alimente toujours bien; mais on ne peut pas lui enlever sa canule.

Le 13. Les râles persistent à la base droite.

Le 14. P. 128. Le visage a pâli depuis hier, et la physionomie est un peu altérée ; l'enfant a cependant passé une journée excellente. Pas de signes physiques inquiétants, pas de paralysie; canule sans tache. L'enfant se plaint de la gorge ; mais on ne constate qu'un peu de rougeur.

Le 15. P. 128; R. 45. Toujours un peu de rudesse dans la fosse sous-épineuse à droite.

Le 16. P. 124. Hier au soir, la température s'est élevée à 40°,2 : le visage est très-pâle ; mais l'état des bronches ne s'est pas aggravé. Moins de râles à droite, quelques-uns à gauche.

Le 17. P. 150; R. 58. En arrière et en avant, tout le côté droit est moins sonore qu'à gauche ; dans ce côté droit, la respiration est plus rude. Ce matin, la température est à 40°,4. On supprime aujourd'hui le sulfate de quinine, qu'on avait administré les jours précédents. L'appétit se maintient.

Le 18. P. 120 ; R. 40. La température, qui hier au soir s'était élevée jusqu'à 41°,3, est tombée ce matin à 38°. Il s'est produit autour de la plaie de la rougeur, avec quelques pustules. A la base droite, submatité, avec râles plus fins et plus confluents, en même temps qu'un peu de souffle. La canule, qui depuis quelques jours était nette, est aujourd'hui complètement noircie et la plaie très-fétide.

Le 19. P. 128. La température s'est encore élevée jusqu'à 40°, 3 ; canule remplie de pus ; les signes physiques se sont peut-être un peu amendés en ce sens que les râles sont un peu moins fins, et que le souffle n'existe plus. Ce matin, l'enfant n'a pas vomi ses aliments, comme hier et avant-hier ; la canule est complètement noircie.

Le 20. L'enfant a passé la journée d'hier sans canule : aujourd'hui, elle est noire ; les râles sont un peu moins confluents. Hier, entre onze heures et midi, des accidents de dyspnée sont survenus ; la canule a été introduite, et cette manœuvre a provoqué le rejet d'une *grosse fausse membrane* de 2 centim. de long, non tubulée. Immédiatement après, la respiration est devenue facile ; la nuit a été bonne. La courbe s'améliore, la respiration a de l'amplitude, et la coloration noire de la canule est bornée à son tiers inférieur. A l'auscultation, la rudesse d'inspiration du sommet droit a disparu, ainsi que les râles sous-crépitants fins. La plaie n'est plus fétide ; elle manifeste de la tendance à se fermer.

Le 22. P. 116. Hier, étant sans canule, l'enfant a été repris, comme la veille, d'une dyspnée extrême ; l'introduction de la canule a immédiatement provoqué le rejet de fausses membranes plus abondantes qu'hier. Le soulagement a été très-marqué, et la nuit a été bonne. Ce matin, la respiration est bonne ; seulement, un ronchus trachéal : la canule n'est noire qu'à sa partie inférieure. Température : 38° le matin ; soir, 37°,9.

Le 23. P. 120 (agitation) ; R. 36. Le bon état de l'enfant se maintient ; il a encore rendu hier, dans la journée, quelques débris de fausses membranes. Il semble que les premières expulsions coïncident avec l'abaissement de la courbe, de telle sorte qu'on pourrait considérer les phases précédentes comme se liant aussi bien à la congestion pulmonaire qu'à la production de nouvelles fausses membranes, dont le rejet indiquerait même que le mouvement fluxionnaire qui les a engendrés est arrêté. La canule ne présente qu'un petit point noir à son extrémité inférieure. P. 116.

Le 26. L'appétit est excellent et la courbe thermique est assez satisfaisante, seulement un peu au-dessus de 38°, ce qui peut s'expliquer en partie par un petit abcès formé sur le bord droit de la plaie. Quoi qu'il en soit, l'enfant ne peut rester sans canule, et comme, d'autre part, on a la preuve que le larynx est devenu perméable,on ne peut expliquer la dyspnée qui survient dès que la plaie se referme, que par un spasme du larynx ou de la trachée, ou par la présence de végétations polypiformes de la plaie trachéale.

Le 27. Tout marche bien, et les débris d'exsudats rendus par l'enfant sont beaucoup plus petits et en moins grande quantité.

Le 28. P. 124; R. 58. L'enfant a eu de la fièvre hier au soir; sa température s'est élevée. Ce matin, il a encore de la fièvre : les signes physiques ne se sont pas aggravés; il y a toujours quelques râles à la base droite. L'enfant n'a point rendu aujourd'hui de fausses membranes, et, les jours précédents, la canule a toujours été plus ou moins noircie.

Le 30. Depuis avant-hier, la température s'est élevée; elle a dépassé 39°, sans aucun changement dans les signes physiques. Hier au soir, la température s'est abaissée à 38°,7, et l'enfant a rejeté de petits débris de fausses membranes.

Le 31. L'enfant a rejeté un petit débris très-étroit.

1er juin. Aucun changement dans les signes physiques : la courbe s'est notablement élevée.

Le 2. La température s'élève un peu depuis quelques jours, et peut-être faut-il l'attribuer à la formation d'un abcès à la paroi thoracique antérieure et à une collection purulente qui s'est faite sous un croûte d'impétigo; les ganglions sous-maxillaires sont tuméfiés.

Le 4. Depuis trois jours, point de fausses membranes; la courbe thermique s'améliore; il reste encore quelques grosses bulles humides à la base droite.

Le 7. P. 140. Le visage, les membres, le tronc, sont couverts de taches, dont quelques-unes sont surmontées de vésicules; pas de rougeur du pharynx. Depuis deux ou trois jours, la respiration est très-pure des deux côtés. Langue bonne; l'appétit se maintient; la plaie du cou est froncée, et, dans les efforts de toux, il passe encore un peu d'air par les pertuis.

Le 8. L'éruption sudorale a diminué aux avant-bras et au visage; l'appétit se maintient excellent.

Le 9. Hier, la température s'est élevée beaucoup : elle est restée ce matin à 39°,6; la respiration est un peu bruyante à distance, et la toux présente un peu de raucité. Dans la poitrine, quelques gros râles à droite et à la base. La plaie ne s'est pas encore rouverte. Un peu de rougeur et de tuméfaction autour d'une croûte d'impétigo sur la tête.

Le 10. P. 140. Cette rougeur ne s'est point étendue; il ne faut donc point rapporter l'élévation de la courbe thermique à un érysipèle naissant. A droite, dans l'espace scapulo-rachidien, un peu d'obscurité du son : à ce niveau, on n'entend qu'un ronchus; pas de râles. La voix est moins claire, la toux est un peu rauque. Cependant la dyspnée n'a pas augmenté depuis hier; la plaie s'est un peu rouverte et donne passage à l'air, dans les efforts de toux. La langue est un peu pâteuse, sans enduit; l'appétit a diminué : pas de diarrhée. L'éruption sudorale est presque effacée.

Le 11. Les urines, albumineuses depuis quelques jours, le sont davantage aujourd'hui; cependant sur aucun point du corps on ne constate d'œdème. P. 144. L'enfant s'est plaint beaucoup cette nuit. L'alimentation est suffisante, pas de vomissements, pas de diarrhée, pas de différence de son dans les deux côtés de la poitrine; cependant, à la base du côté droit, la respiration a moins d'amplitude. Pendant la toux, l'air ne passe plus par la plaie. — Huile de ricin, 10 gr.

Le 12. Beaucoup d'albumine; la voix est moins claire, la toux plus rauque. Ronchus masquant le murmure vésiculaire. Encore des râles humides, mais très-gros, à la base droite, où l'air semble pénétrer moins bien qu'à gauche. L'air passe de nouveau par la plaie trachéale, dans les efforts de toux; le purgatif d'hier a provoqué deux selles.

Le 13. La courbe thermique redescend; la plaie paraît s'être refermée de nouveau.

Le 14. La courbe remonte 40°,4 (jour de visite des parents), la toux est plus catarrhale. Rien dans les bronches ; l'air repasse par la plaie.

Le 15. Plaie béante : toujours de l'albumine. Rien de nouveau du côté de la poitrine. — Purgatif.

Le 16. Ce matin, la température est à 38° ; l'enfant a très-peu mangé hier : deux selles liquides. La respiration est tout à fait normale ; la plaie s'est encore comblée ce matin, l'air ne passe plus dans les efforts de toux.

Le 17. Même état. Un nuage d'albumine.

Le 18. P. 120. L'air passe de nouveau par la plaie : l'enfant reste triste ; cependant il mange un peu mieux. Pas de diarrhée. Plus d'albumine.

Le 19. L'enfant mange un peu mieux ; il est moins triste. Il est survenu au côté droit du cou des pustules d'ecthyma et des phlyctènes purulentes. On retrouve même sur l'abdomen une pustule d'ecthyma qui n'a point été aperçue : le tout indique un état cachectique assez prononcé.

Le 20. P. 110. La courbe thermique continue à descendre ; l'appétit est revenu ; plus d'albumine ; la plaie ne s'est point rouverte ; la toux, qui était devenue catarrhale, semble un peu plus rauque ; la respiration est très-pure, mais plus facile à gauche qu'à droite ; les phlyctènes se dessèchent.

Le 23. Hier, la courbe thoracique s'est élevée sans raison apparente : l'appétit se maintient excellent. Aucun phénomène ancien ou nouveau ; cependant un peu de nasonnement.

Le 24. On fait sortir l'enfant de l'hôpital.

Depuis sa sortie nous avons eu de ses nouvelles ; sa santé est satisfaisante.

Enfin la diphthérie peut se montrer par *poussées* à intervalles variables entre une et plusieurs semaines.

Un cas emprunté à M. Bergeron, un à M. Cadet

de Gassicourt et deux autres à M. Peter en sont des exemples frappants.

Obs. VII. — (Cas de M. Bergeron, 1874).

Il s'agit d'une enfant opérée de la trachéotomie, qui, après avoir présenté des phénomènes généraux de peu d'importance, sort de l'hôpital, guérie. Depuis deux jours, la plaie s'était complètement fermée. Quatre jours plus tard, la plaie trachéale s'était spontanément rouverte : on l'agrandit avec le bistouri, puis on introduit une canule. L'enfant a rejeté, dans le courant de la nuit, un tube pseudo-membraneux bifurqué, et les branches de bifurcation présentaient elles-mêmes des divisions provenant évidemment de bronches plus petites. Elle est morte dans l'espace de quatre jours, après avoir présenté, les jours précédents, une respiration sifflante, incomplète, sans expansion vésiculaire. A l'autopsie, on a trouvé, recouvrant la muqueuse de la trachée et des bronches de gros calibre, une mince couche de fausses membranes.

Obs. VIII. — (M. Cadet de Gassicourt).

C'est un enfant de 6 ans, atteint de diphthérie primitive, opéré du croup et cicatrisé au bout de trois semaines. Six jours s'étaient à peine écoulés que cet enfant revenait à l'hôpital, atteint de rougeole et de diphthérie généralisée (plaques sur la verge, derrière les oreilles, sur une plaie de la main et sur la plaie du cou). Quatre jours après, il était mort. L'autopsie n'a pas été faite.

Ces deux faits peuvent être rapprochés de ceux qui font le sujet des observations XIX et XX de la thèse de M. Peter, dont voici les sommaires :

Obs. IX. — Peter. (Thèse Paris, obs. XIX).

Angine couenneuse. Croup et diphthérite vulvaire guéris. Récidive d'angine couenneuse grave, vingt-six jours après la disparition des premières manifestations diphthéritiques. Mort au bout de sept jours : altération profonde du sang. On a fait l'autopsie. Il n'y avait point de fausses membranes dans le larynx et la trachée.

Obs. X. — Thèse Peter (obs. XX), Angine couenneuse et croup. Trachéotomie. Guérison rapide.

Récidive de l'angine couenneuse, seize jours après la disparition de toute manifestation diphthéritique. Mauvais état général. Disparition de la fausse membrane, au bout de sept jours. Rougeole, bronchite capillaire. Guérison inespérée. A propos de la récidive, M. Peter ajoute :

« On peut se demander si, dans ces deux cas, ce n'était pas plutôt une rechute de la maladie ou la dernière poussée d'une diphthérite incomplètement sortie. »

Une chose nous frappe :

Les deux enfants qui ont succombé étaient atteints de diphthérie généralisée. — Un autre a succombé par le fait de l'asphyxie bronchique.

Quant au dernier, nous avons lu son observation *in extenso* il n'a jamais eu de manifestations diphthéritiques ailleurs que sur le pharynx et le conduit laryngo-trachéal, et malgré les complications il n'a pas succombé.

CONCLUSIONS.

1°. Si dans l'immense majorité des cas la marche de la diphthérie des voies aériennes est aiguë, la durée variable entre quelques jours et deux semaines au plus, plus rarement la marche est *lente* et la durée *longue*. (plusieurs semaines).

Deux variétés cliniques.

A. *Apyrétique* (forme chronique de M. Barthez) très-rare ; dans trois cas observés, la terminaison a été la guérison sans complications.

B. *Pyrétique* et pouvant se terminer soit par la mort, soit par la guérison.

Trois sous-variétés :

a). Diphthérie maligne succédant à une diphthérie bénigne.

b). Infectieuse, grave d'emblée.

c.) A manifestations séparées par une ou plusieurs semaines d'intervalle (forme *dite* intermittente des auteurs.)

2° Ces deux variétés rentrent dans les formes simple et infectieuse de Trousseau.

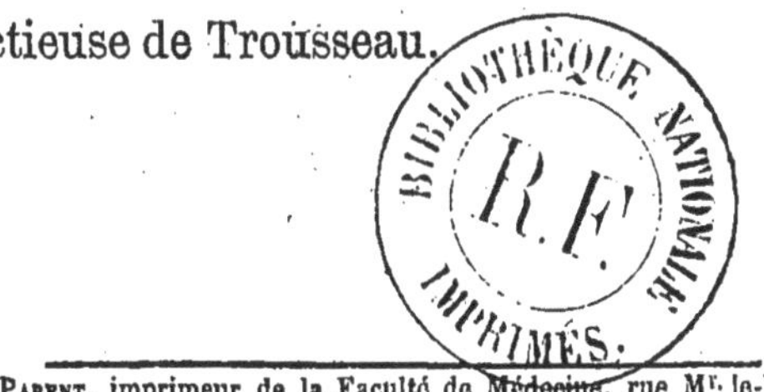

A. Parent, imprimeur de la Faculté de Médecine, rue Mr-le-Prince, 31

www.ingramcontent.com/pod-product-compliance
Ingram Content Group UK Ltd.
Pitfield, Milton Keynes, MK11 3LW, UK
UKHW020950220726
13924UKWH00002B/611